ÉTUDE

SUR LES

EAUX MINÉRALES

DE

CAPVERN

PAR LE

Docteur A. CLAVERIE

MÉDECIN CONSULTANT à CAPVERN-LES-BAINS

<--❖-->

BAGNÈRES-DE-BIGORRE

IMPRIMERIE ET LIBRAIRIE PÉRÉ

Place de Strasbourg

1891

ÉTUDE

SUR LES

EAUX MINÉRALES

DE

CAPVERN

PAR LE

Docteur A. CLAVERIE

MÉDECIN CONSULTANT à CAPVERN-LES-BAINS

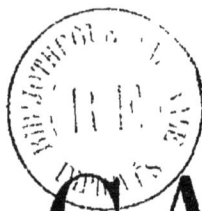

BAGNÈRES-DE-BIGORRE

IMPRIMERIE ET LIBRAIRIE PÉRÉ

Place de Strasbourg

1891

ÉTUDE

EAUX MINÉRALES DE CAPVERN

Capvern-les-Bains, station thermale des Hautes-Pyrénées, est situé à environ 4 kilomètres du village de Capvern (ligne du chemin de fer du Midi, de Toulouse à Bayonne), à 500 mètres d'altitude.

Bien que connu depuis des temps reculés, il n'y a guère plus d'une cinquantaine d'années que la réputation de ces eaux a pris de la consistance et que sa prospérité a commencé à se développer.

Une opinion assez accréditée et cependant fort peu fondée tend à faire passer cette station thermale pour un lieu presque inhabitable. Cela pouvait être vrai il y a une trentaine d'années; mais, depuis, la transformation s'est faite : hôtels confortables, promenades ombragées, Casino où l'on entend de la bonne musique, tout cela a été créé, et sans vouloir le comparer à Luchon, à Cauterets, ces perles des Pyrénées, Capvern peut revendiquer sa place et promettre au baigneur, s'il n'est pas trop exigeant, sinon des plaisirs variés et bruyants, du moins la certitude de pouvoir y passer quelques semaines sans trop d'ennui.

Capvern est construit dans un ravin resserré, mais ce ravin est entouré de verdure, et si l'étranger gravit l'une des collines qui le domine, il est tout étonné du panorama grandiose qui se développe à ses regards. Toute la chaîne des Pyrénées se déroule devant lui, laissant apparaître tantôt la blancheur des glaciers éternels, tantôt la teinte sombre des forêts. En avant, sur les contreforts, cultivés pour la plupart, au milieu des teintes les plus variées sont étagés de coquets villages. Les yeux sont émerveillés devant un pareil tableau, l'esprit est rasséréné et le corps, fortifié par cet exercice un peu rude, dans un air pur et vivifiant, éprouve un bien-être général qui vient puissamment aider la cure thermale.

SOURCES

Elles sont au nombre de deux : la *Hount-Caoudo* (fontaine chaude) et le *Bouridé*, situées dans une gorge profonde et distante l'une de l'autre d'environ deux kilomètres et demi.

HOUNT-CAOUDO

Cette source, d'un débit considérable, 2,075,000 litres par 24 heures, jaillit d'une roche calcaire à côté du vieil établissement. Elle est sulfatée-calcique-ferrugineuse. Nous donnons plus loin sa composition qui est très complexe. Ses caractères sont les suivants : limpidité parfaite, odeur nulle, saveur peu sensible laissant un arrière-goût légèrement métallique, elle est rude au toucher. Température constante 24°37, densité 1,005.

EFFETS PHYSIOLOGIQUES

Les effets physiologiques de l'eau de la *Hount-Caoudo* sont des plus remarquables. Nous pourrions les résumer ainsi : excitation générale.

La circulation du sang est légèrement activée ainsi que les mouvements respiratoires. Il n'est pas rare de voir des malades après un commencement de traitement accuser des battements de cœur assez violents, des maux de tête; mais ces phénomènes ne sont pas de longue durée et la plupart du temps ne nécessitent pas d'intervention médicale.

Quelquefois aussi, mais rarement la peau se ressent de cette excitation. De larges plaques érythémateuses, suivies de légères démangeaisons, apparaissent après les premiers bains, mais ne tardent pas à disparaître au bout de quelques heures.

Les sécrétions des organes internes sont accrues. L'appétit est augmenté, la nutrition se fait mieux. Dès les premiers jours, entre le troisième et le sixième, en général les selles deviennent plus fréquentes. Ordinairement ce phénomène se traduit dans la matinée après l'ingestion de l'eau. Les coliques du reste sont nulles ou insignifiantes : cette action purgative peut persister jusqu'à la fin de la cure, et a ceci de particulier qu'elle ne débilite en rien le malade.

Toutefois, mais rarement l'effet contraire a lieu : le médecin se trouve obligé d'avoir recours aux douches ascendantes pour modifier cet état. La constipation ne tarde pas alors à disparaître.

Le foie, les organes génito-urinaires chez l'homme et chez la femme participent également de cette action spéciale de l'eau de la *Hount-Caoudo*. Profondément modifiées d'abord, augmentées dans leur quantité, ce qui favorise pour le foie l'excrétion des sables, graviers, calculs, les sécrétions se régularisent et deviennent normales. Les menstrues sont plus abondantes, en général elles sont avancées d'une huitaine de jours; leur apparition est déterminée chez les femmes qui ont des suppressions.

L'organe sur lequel a lieu l'action la plus constante, en quelque sorte elective de l'eau de la *Hount-Caoudo* est le rein. Très peu de temps, de un quart d'heure à une demi-heure, après l'absorption de quelques verres d'eau, la diurèse se produit abondamment et persiste une partie de la journée. Les urines deviennent claires, limpides; la quantité émise est toujours plus considérable que celle de l'eau ingérée, à moins d'effet purgatif excessif. Il y a excitation réelle de l'organe.

Cette action produite par la boisson seule devient plus sensible alors qu'on l'associe aux bains. Chez certains malades, elle est telle qu'elle détermine des douleurs de reins excessivement vives, douleurs de très courte durée qui cessent d'ailleurs avec l'émission de l'urine pour revenir au bout de quelques minutes et s'apaiser de même.

Ces douleurs, j'insiste sur ce point, presque constantes chez les malades atteints de gravelle urique, s'irradient le long des uretères et simulent une courte colique néphrétique. Elles effrayent le patient, qui du coup ne veut plus se baigner, et abandonne sans s'en douter un moyen énergique et sûr de faire fonctionner ses reins et par suite de les débarrasser des produits anormaux qu'ils renferment. Heureux est-il encore si n'écoutant pas les conseils des uns et des autres, ces conseillers ne sont pas rares, il ne va pas atténuer par les bains du *Bouridé* sur lesquels nous reviendrons plus loin, les bons effets obtenus par la *Hount-Caoudo*. C'est au médecin à réagir dans ce cas, à insister auprès de son malade, à lui faire toucher du doigt son erreur. Il y parvient quelquefois, malheureusement pas toujours.

Les bains augmentent donc l'action de la boisson. Avec les douches on arrive à déterminer une excitation encore plus vive non-seulement des reins, mais encore de la vessie. J'ai toujours vu les malades atteints de catarrhes vésicaux avec inertie, uriner plus facilement et avec un jet plus fort immédiatement après avoir pris une douche. Souvent j'ai réussi, alors que des malades avaient, sans succès, largement usé de l'eau en boisson et en bains à débarrasser leurs reins de calculs en employant des douches à forte percussion.

Je n'insisterai pas davantage. Le cadre de cette étude étant très restreint.

Comme on le voit, l'eau de la *Hount-Caoudo* n'est pas un dissolvant des calculs. Son action est celle d'un lavage plus ou moins grand suivant la quantité d'eau ingérée et d'une excitation des fibres du rein produisant l'élimination des corps étrangers.

Cette élimination souvent produite sans grande souffrance, est, on peut le dire, d'une certitude mathématique. Si l'on suit avec attention les phénomènes qui se succèdent chez un malade atteint de coliques néphrétiques et qui vient, durant quelques années, faire une cure à Capvern, on voit, au début du traitemant, survenir assez fréquemment les douleurs éliminatrices, le rein se débarrasse de ses produits anormaux. Les coliques sont de moins en moins vives. Après un certain temps, les calculs deviennent graviers, qui ne tardent pas à leur tour à devenir sables. Encore quelque temps, et le rein a repris sa vitalité normale ; le malade est guéri.

Des effets physiologiques que nous venons de signaler, il est facile de pressentir quelles sont les maladies passibles de l'eau de la *Hount-Caoudo*. Ce sont celles de l'appareil génito-urinaire (diathèse urique et biliaire), de l'appareil digestif et de ses annexes. De plus, comme ces eaux activent la nutrition et donnent un coup de fouet à l'économie, elles sont reconstituantes, d'où leur indication dans l'anémie, le diabète ; en éliminant les produits de désassimilation elles sont dépuratives.

La *Hount-Caoudo* possède une buvette, un superbe établissement contenant bains et douches variées, en cercle, verticale, en arrosoir, à percussion, etc. Les cabines des douches sont bien installées. La pression de l'eau est bonne. Nous désirerions toutefois que l'on ajoutât à ces moyens balnéaires une piscine, la source est assurément assez abondante pour cela, de l'eau à une température plus froide et constante 8° à 10° ; et, enfin, des bains et douches de vapeur, qui, pour les goutteux, seraient, avec le massage, d'une utilité incontestable. Espérons que, dans un avenir assez prochain, l'administration des Thermes dotera la station de ces précieuses ressources.

BOURIDÉ

L'eau du *Bouridé*, quoique d'une composition à peu près similaire de celle de la *Hount-Caoudo*, diffère dans son action essentiellement de celle-ci. Son débit est de 994.846 litres par 24 heures, sa température de 21°12. Elle est limpide, inodore, d'un goût douceâtre, onctueuse au toucher et contient beaucoup de glairine. Elle laisse échapper de nombreuses bulbes gazeuzes.

EMPLOI. — Bien qu'il y ait une buvette au *Bouridé*, cette eau, jusqu'ici, n'a guère été employée qu'en bains.

Toutefois, il y a trois ans, ayant eu à donner mes soins à une névropathe atteinte de troubles gastro-intestinaux et n'ayant obtenu par la boisson prise à la *Hount-Caoudo* aucune amélioration dans l'état de cette malade, je fus tenté d'essayer sur elle l'eau du *Bouridé*. Je fus surpris des effets obtenus ; la cure, continuée avec la boisson du *Bouridé*, eut un succès remarquable. Depuis, j'ai largement usé de l'eau de cette source, soit en boisson soit en lavages vésicaux, dans certains cas spéciaux où l'eau de la *Hount-Caoudo* était très mal tolérée. Je n'ai eu qu'à m'en louer.

J'ai pu ainsi constater que les effets diurétiques, alors qu'ils étaient presque nuls sur certains malades traités par la *Hount-Caoudo*, étaient très prononcés quand ceux-ci faisaient usage de l'eau du *Bouridé*. De même pour les lavages vésicaux, quand l'eau de la *Hount-Caoudo* déterminait une augmentation de pus, de mucosités, celle du *Bouridé* atténuait ces phénomènes et me donnait d'excellents résultats.

Sur l'intestin, l'eau du *Bouridé* exerce une action laxative comme celle de la *Hount-Caoudo*, mais à un moindre degré. Toutefois, j'ai observé que sur des névropathes, cette eau produisait de nombreuses évacuations alvines, alors que la *Hount-*

Caoudo n'avait occasionné aucun effet. Je dois ajouter que l'eau du *Bouridé* est ingérée avec moins de facilité que celle de sa voisine ; est-ce à cause de sa fadeur, de sa température moins élevée ? On s'y habitue cependant très facilement, et l'estomac finit par l'accepter à haute dose, tout aussi bien que l'eau de la *Hount-Caoudo*.

Il y a donc dans l'action de l'eau des deux sources de Capvern prise en boisson, des effets presque semblables, plus énergiques quelquefois avec l'une qu'avec l'autre, effets dépendant des aptitudes des malades. La composition de ces eaux semblait indiquer ce resultat.

Il n'en est pas de même de l'action exercée par les bains. Autant ceux de la *Hount-Caoudo* produisent une action excitante, d'autant plus grande que la température de l'eau est plus élevée, autant ceux du *Bouridé* ont une action sédative.

Ils produisent sur l'organisme une véritable détente. Le système nerveux est puissamment calmé. Le pouls diminue de quelques pulsations. Le malade sort de son bain la peau douce, onctueuse, il ressent un bien-être général. Cet état se maintient assez longtemps pour se reporter sur la nuit et changer en un sommeil tranquille et réparateur de cruelles insomnies.

Telles sont les propriétés physiologiques de l'eau du *Bouridé*. On comprend son utilité dans les névroses qu'elles soient essentielles, ou bien qu'elles aient leur origine dans un état morbide des organes de la digestion ou, chez les femmes, des organes génito-urinaires.

Comme on le voit, Capvern quoique ne possédant que deux sources est richement dotée par la nature. La *Hount-Caoudo* excitante, reconstituante, le *Bouridé* antispasmodique. sédatif par excellence, offrent aux malades et au médecin de précieux éléments et de grandes ressources.

Bouridé possède seulement une buvette et un établissement de bains.

ANALYSES
De la HOUNT-CAOUDO et du BOURIDÉ

Rapportées à 1 litre

PAR LE DOCTEUR Félix GARRIGOU

	HOUNT-CAOUDO	BOURIDÉ
	gr	gr
Acide carbonique............	0,1153	0,6850
Acide sulfurique	0,8580	0,4152
Acide silicique.............	0,0029	0,0058
Acide azotique....	0,0056	0,00038
Acide phosphorique	sensible.	traces.
Chlore	0,0038	0,0040
Soude .... 0,0024?	0 0067	0,0048
Potasse ... . 0,00029?	0.0016	0,0032
Lithine	0,0000026 ?	traces.
Ammoniaque	0,0018	0,00097
Chaux .. .. } Strontiane...... .... }	0,3199	0,2652
Magnésie.............	0,08749	0.0696
Alumine	traces.	0,00003
Fer (sesquioxyde)	0,00021	0,00036
Manganèse (sexquioxyde,.....	0,0000002	0,00003
Cobalt	traces.	»
Cuivre	très sensible.	très sensible
Plomb	0,000025	très sensible
Arsenic	très sensible.	très sensible
Tellure	sensible.	»
Matière organique dialysée ..	notable.	notable.
— non dialysée...	notable.	notable
TOTAUX.........	1,3977178	1,45257

Les observations que je vais relater me sont personnelles. Je laisse au lecteur le soin de conclure et d'être juge lui-même de l'efficacité de l'eau de nos deux sources.

Gastralgie.

15 Juillet 1886.

Depuis environ huit ans, Mlle N..., âgée de 26 ans, est atteinte de gastralgie.

Elle ressent à l'épigastre une sensation de brûlure, de pesanteur, de malaise qui, souvent, provoque des défaillances. Ces douleurs surviennent tantôt avant, tantôt après les repas et sont suivies suivant le cas de vomissements glaireux ou accompagnés de matières alimentaires. Jamais d'accès de fièvre.

Différents traitements ont été essayés et suivis avec constance, mais ils n'ont amené qu'une amélioration de courte durée dans l'état de Mlle N...

Au moment où nous la recevons à Capvern, Mlle N... présente tous les signes d'une anémie profonde. La face est décolorée, la faiblesse excessive. Les douleurs à l'épigastre sont très vives. Pas de tumeurs du côté de l'estomac, grandeur normale. Les vomissements devenus très fréquents sont tels qu'une très petite quantité d'aliments est conservée dans l'estomac. Le sommeil est bon, les fonctions intestinales sont régulières.

Nous conseillons à Mlle N... le traitement par l'eau en boisson de la *Hount-Caoudo*, les bains et les douches froides au Grand Etablissement. Au début la malade ne peut supporter qu'un demi-verre d'eau pris matin et soir en trois fois. Peu à peu cependant la tolérance s'établit; la dose de l'eau est augmentée progressivement.

Dès le sixième jour, les vomissements ont cessé, la malade n'accuse plus qu'une sensation de pincement à l'épigastre; le quinzième jour cette sensation a complètement disparu. L'appétit est parfait, les digestions bonnes. Mlle N... peut manger sans appréhension les aliments qui lui semblaient autrefois provoquer les crises, — salade, fruits... Elle reste à Capvern pendant un mois et part tout à fait guérie. Je revois chez elle, chaque année, Mlle N..., la cure ne s'est pas démentie.

Troubles gastro-intestinaux-névros.

Août 1886.

Mme D... souffre depuis trois ans de troubles gastro-intestinaux. Elle est à l'âge de la ménopause. L'estomac paresseux dès le principe, digère difficilement. La constipation est opiniâtre. L'alimentation devient de plus en plus difficile et pénible. A ces phénomènes viennent s'ajouter des névralgies diverses, localisées tantôt sur un point, tantôt sur un autre. Une médication énergique (l'hydrothérapie a été employée en dernier lieu) n'a pas raison de cet état particulier et la malade voit ses forces diminuer chaque jour.

Mme D... m'est adressée à Capvern par un de mes confrères. Son état est le suivant : Langue légèrement saburrale, pas de douleur à la région épigastrique, inappétence complète. La seule nourriture acceptée par l'estomac se compose exclusivement d'un litre de lait par vingt-quatre heures. Constipation excessive, insomnies fréquentes, troubles nerveux, caractérisés le plus souvent par des vertiges, des défaillances précédées de soubresauts, des contractions musculaires.

Nous conseillons l'usage en boisson à petite dose de l'eau de la *Hount-Caoudo*, et les bains du *Bouridé* de peu de durée au début. Ces derniers semblent calmer le système nerveux. Quant à la boisson, nous sommes obligés d'y renoncer entièrement. Bien que donnée à la dose de un seul verre le matin, elle détermine des éblouissements, des tournoiements de tête. Il est à noter que nous avons à soigner une névropathe. La constipation existe toujours. Rien de changé dans l'état de la malade. Nous pensons alors à faire usage sur Mme D... de l'eau du *Bouridé* en boisson. A notre grand étonnement, cette eau est d'emblée parfaitement tolérée. Nous en augmentons la quantité. Plus d'éblouissements, plus de maux de tête, sous l'influence de ce traitement entièrement par le *Bouridé*.

Mme D... va mieux. Les nuits sont assez bonnes, les crises de moindre durée et de moindre intensité. L'appétit se réveille, l'estomac accepte, en petite quantité il est vrai, des viandes légères, de la crème, du bouillon, du pain, la constipation tend à disparaître, les forces reviennent.

Mme D... passe 22 jours à Capvern ; elle n'est pas entièrement guérie, mais son état s'est sensiblement amélioré.

Mme D..., est revenue depuis chaque saison à Capvern. Le mieux obtenu à la première cure ne s'est pas démenti. La deuxième cure a encore modifié la santé de celle qui dame a repris son embonpoint primitif. Enfin, cette dernière année Mme D..., toujours un peu esclave de son estomac, peut manger de toute espèce d'aliments. Les crises nerveuses ont disparu.

Ulcère simple chronique de l'estomac.

Juin 1886.

M. M... est un homme de 38 ans, grand, sec, maigre, au teint jaune terreux, à la physionomie empreinte d'accablement et de tristesse. Depuis longues années (15 à 18) il souffre de l'estomac. Malgré une médication très énergique, cette affection, légère d'abord, a acquis de jour en jour plus de gravité.

Le 4 juin, l'état de mon malade est le suivant : M. M... accuse à la région épigastrique une sensation de brûlure et de constriction qui lui remonte jusqu'à la bouche et s'irradie dans le dos jusqu'aux épaules. Il n'a plus depuis longtemps ni appétit ni sommeil. A partir de janvier dernier (1886), quatre heures environ après presque tous ses repas, 6 fois sur 7 il vomit ses aliments, en partie non digérés, avec une grande quantité de matières rouges violacées. Ces vomissements sont précédés de douleurs atroces, de crampes, d'élancements à l'estomac, d'aigreurs et d'éructations nidoreuses tellement infectes qu'il faut fréquemment ventiler la chambre du malade. Les souffrances sont diminuées après ces vomissements. La langue est saburrale, la constipation opiniâtre, les selles ne s'obtiennent qu'à l'aide de lavements répétés et ressemblent, c'est l'expression de M. M..., à des crottins de brebis liés ensemble. Grande quantité de gaz abdominaux. La sensibilité de l'estomac est extrême, la moindre pression, le moindre contact des vêtements, cependant tenus très lâches et flottants en quelque sorte, déterminent une souffrance affreuse. L'examen de cet organe, examen très douloureux, ne me fait constater la présence d'aucune tumeur. Le foie est d'un volume normal et n'a jamais été le siège de douleurs. Le pouls est petit, régulier. La faiblesse de M. M..l est grande, sa maigreur extrême.

De l'ensemble de ces symtômes, je conclus à un ulcère simple chronique de l'estomac succédant à une gastrite chronique. Traitement : matin, trois quarts de verre d'eau de la *Hount-Caoudo* bus par quart de verre, à un quart d'heure d'intervalle chaque ; bains au *Bouridé* de vingt minutes, à 32°. Soir : deux quarts de verre d'eau de la *Hount-Caoudo* pris également en deux fois ; douches ascendantes ; augmenter progressivement la quantité d'eau en se basant sur la tolérance de l'estomac.

Le lendemain, M. M... m'attendait à la buvette, ne sachant s'il devait commencer son traitement. Il avait passé une mauvaise nuit. Les douleurs épigastriques avaient été atroces. Le vomissement rouge-violacé était venu quatre heures après un très léger repas, les aliments n'avaient pas été digérés. Je fis néanmoins commencer le traitement prescrit la veille.

Le 9 juin, je recevais la visite de mon client. Il était tout joyeux. La physionomie était meilleure, le sommeil ainsi que l'appétit commençaient à se montrer. Les éructations nidoreuses, les vomissements avaient été insignifiants. La digestion se faisait assez bien, les fonctions intestinales se régularisaient. M. M... n'accusait plus qu'une sensation de gonflement, de ballonnement à la région épigastrique, cela après les repas. Cette sensation disparaissait après un léger exercice. L'eau étant bien tolérée, j'en augmentai la dose.

Le 14, je revois mon malade. Son état général est très satisfaisant. plus de vomissements, plus d'éructations. L'appétit est. bon, les digestions faciles. Les forces reviennent rapidement. La région épigastrique, si douloureuse, ne conserve plus sous une assez forte pression qu'une sensibilité modérée au niveau de la grande courbure de l'estomac. Il n'existe plus de tout ce cortège de symptômes si graves, qu'une légère vomiturition de matières glaireuses, filantes, inodores, légèrement acides, qui, arrive, le matin, rarement dans la journée. M. M... est tout heureux; il renaît, me dit-il, à la vie.

Le 16, je le revois. Après un repas beaucoup trop copieux fait la veille, il a été pris, dans la nuit, de malaises, et a vomi environ deux cuillerées à soupe de cette même matière, au début, rouge-violacé. — Puis le calme est revenu, il s'est senti bien. Il va partir après douze jours seulement de traitement. Il ne peut rester plus longtemps, mais me promet de revenir en septembre. Il emporte, du reste, avec lui, une caisse d'eau de Capvern.

Le 22, je reçois une lettre de M. M.. Sa santé est bonne, il mange, boit et dort bien. Il a encore quelques éructations acides après les repas. Les vomissements n'ont plus reparu, les fonctions intestinales sont régulières.

J'ai revu M. M..., à Capvern, l'année suivante. Sa santé avait été bonne durant presque toute l'année. En 1888, j'ai eu l'occasion de le rencontrer à Capvern encore, mais son état général était loin d'être satisfaisant. J'avais tout lieu de penser, plus tard j'en ai eu la certitude, que M. M..., présumant trop de ses forces, et se fiant trop aussi à Capvern, avait repris ses anciennes habitudes (il buvait énormément) et laissant de côté le régime que je lui avais conseillé, avait, par des écarts fréquents, facilité la réapparition de sa maladie.

Quoi qu'il en soit, cette observation démontre d'une façon bien évidente, l'action directe de l'eau de la *Hount-Caoudo* sur la muqueuse de l'estomac et les modifications heureuses qu'il est permis d'espérer de l'usage de ces eaux, dans le traitement d'affections semblables à celle que je viens de signaler.

Hépatite chronique. — Gastrite chronique. Ulcérations simples de l'estomac.

1888.

J'ai signalé, dans l'observation ci-dessus, l'effet vraiment merveilleux des Eaux de Capvern dans l'ulcération chronique de l'estomac. Dans celle-ci, l'ulcération de cet organe est liée à une hépatite chronique. Le cas est plus complexe, mais n'en est pas moins intéressant. En voici l'historique :

M. X... est actuellement âgé de 42 ans. Appelé à 21 ans pour remplir son service militaire, il est envoyé à l'île Bourbon. Après trois années de séjour dans cette colonie, il fut pris de dyssenterie aiguë et renvoyé après guérison dans ses foyers. Rentré chez lui, il reprend ses anciennes occupations. Jusqu'en 1877, sa santé est assez bonne. A cette époque il est atteint d'une hépatite aiguë, qui le rend incapable de tout travail pendant cinq mois. Il se rétablit cependant peu à peu, mais depuis cette époque, jusqu'en 1886, sa santé laisse souvent à désirer. En juillet de cette même année, souffrant, très affaibli, il est obligé d'abandonner son travail ordinaire (carrier) et obtient une petite place dans un bureau. Son état est alors le suivant : amaigrissement prononcé, grande faiblesse, coloration ictérique de la peau. douleurs dans l'hypocondre droit et à la région épigastrique, appétit presque nul, digestion pénible. Ces symptômes vont en s'exaspérant. Le régime lacté auquel il est joint une petite quantité de bouillon est seul supporté par l'estomac. Le vin, même additionné d'eau, n'est pas toléré. Des éructations très fréquentes, acides puis nidoreuses, des vomissements très abondants de matières filantes, incolores, insipides au début, plus tard grisâtres, d'une odeur infecte, d'une saveur désagréable, devenant noirâtres en mai, en juin derniers, sont précédés de violentes douleurs d'estomac. Ces douleurs atroces, au dire du malade, se calment après les vomissements. La constipation habituelle devient de plus en plus opiniâtre et ne cède qu'à grand'-peine à des injections rectales réitérées. Les matières fécales sont noires, l'appétit nul, le sommeil rare et pénible. Enfin après avoir essayé sans résultat des médications diverses, M. X... découragé, suivant les conseils de son docteur, qui me l'adresse, vient à Capvern, sans grande confiance toutefois dans le résultat de l'action des eaux de notre station.

A son arrivée, le 5 juillet, je constate les symptômes suivants : teinte subictérique de la peau, sclérotique légèrement jaune, langue saburrale, très rouge à la pointe, inappétence, constipation extrême. Le foie est considérablement augmenté de volume : il dépasse les fausses côtes de trois centimètres environ. Il est douloureux à la pression, surtout au niveau des fausses côtes. L'estomac est également très sensible, et une pression, même légère, détermine une vive douleur qui

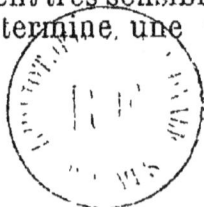

s'irradie entre les deux omoplates. Point de tumeur appréciable dans cet organe. Les urines sont normales, la faiblesse est excessive.

M. X... commence son traitement le 6 — boisson, bains et douches. — L'eau mal supportée les deux premiers jours, est ensuite parfaitement tolérée. Le 10, le teint est plus clair, le sommeil meilleur, l'appétit commence à se développer. Les fonctions intestinales tendent à se régulariser. Plus de gastrorrhée, quelques éructations. Sensibilité moindre de l'épigastre et de l'hypocondre droit.

14 juillet. — L'amélioration continue. La boisson est augmentée.

20 juillet. — Etat satisfaisant. Sommeil, appétit, digestion, fonctions intestinales, tout s'équilibre. La teinte ictérique a disparu et est remplacée par une teinte rosée. Le foie est presque revenu à son volume normal et ne conserve plus au niveau des fausses côtes qu'une légère sensibilité. L'estomac n'est plus douloureux à la pression.

22 juillet. — M. X... fait de longues promenades à pied sans fatigue ; il peut, sans inconvénient, manger toute espèce d'aliments, et, ce qu'il ne pouvait faire depuis des années, boire du vin. Il quitte Capvern heureux et content du résultat acquis. Je lui conseille un régime léger, peu d'alcool surtout et une visite à notre station l'année prochaine.

Ce fait, avec le précédent, n'est certainement pas suffisant pour me permettre d'affirmer la spécificité de l'eau de Capvern dans le traitement des ulcérations simples, chroniques ou non, de l'estomac ; mais il me donne le droit d'espérer que tout malade atteint de cette cruelle affection, pourra trouver dans notre station, sinon une guérison radicale, ce que je n'ose encore certifier, du moins un soulagement réel à ses souffrances, une amélioration très notable de sa maladie.

Colique hépatique.

1888.

Mme D... souffre depuis trois ans de malaises gastro-intestinaux sans qu'il soit possible de bien préciser le siège de son affection. En mars 1888, elle est prise de coliques avec vomissements. Légère teinte ictérique de la peau. Ces douleurs cèdent à des boissons émollientes, des bains et quelques laxatifs. L'examen des urines ne fait rien constater d'anormal dans leur composition.

Mme D... vient me consulter en juillet. Très légère douleur au côté droit ; pas de changement appréciable dans le volume du foie. Teinte subictérique peu marquée. Constipation.

Le traitement consiste en boisson à la *Hount-Caoudo*, bains et douches au Grand-Établissement. Rien à remarquer durant la période du traitement qui est de 22 jours, sinon la cessation de la constipation.

Mme D... rentre chez elle ; une semaine après elle est prise de violentes douleurs au côté droit, douleurs s'irradiant à l'estomac et à l'épaule droite. Vomissements. Cette crise est calmée par des injections de morphine ; elle dure trois jours. Suivant ma recommandation, Mme D... fait examiner ses selles : elles contiennent trois calculs biliaires de la grosseur d'un grain de maïs, plus une cuillerée et demie à soupe de graviers.

Mme D... continue à boire chez elle de l'eau de la *Hount-Caoudo*. Trois semaines après cette crise, nouvelles douleurs moindres que les précédentes. Émission d'une cuillerée à soupe de petits graviers.

Mme D... revient depuis cette époque chaque année à Capvern. Elle n'a plus rien éprouvé. La teinte subictérique de la peau a disparu, ainsi que les douleurs du côté droit. Tout porte à croire que la diathèse est guérie.

Parmi les nombreuses cures semblables à la
précédente, je citerai encore celle-ci :

M. C... habite Montevideo. Depuis longtemps il
souffre du côté droit, les digestions sont très diffi-
ciles, parfois surviennent des vomissements, l'appétit est nul. Visage jaune terreux. — M. C... vient
en France pour ses affaires. On lui conseille d'aller
à Capvern passer une vingtaine de jours. Il s'y
rend et me demande des conseils. Je constate chez
mon client une augmentation dans le volume du
foie, qui dépasse de un centimètre et demi les
fausses côtes. Dyspepsie très marquée, faiblesse
excessive. Constipation.

Le traitement, commencé le 4 juillet 1888, détermine, le 10, une violente colique hépatique
qui ne dure que douze heures. L'examen des matières fécales fait constater la présence de deux
calculs de la grosseur d'une petite fève. Le traitement n'a point été suspendu. Les selles contiennent pendant huit jours une quantité notable de
graviers. Puis plus rien. La cure a duré vingt-cinq
jours. Le foie ne déborde plus les fausses côtes.
L'appétit est bon. Plus de douleurs du côté droit.
Les fonctions intestinales sont régulières.

M. C... est retourné à Montevideo. Je l'ai revu
l'an dernier. Sa santé s'est constamment maintenue bonne. Il n'a plus eu de crises.

Abcès multiples du foie. — Guérison.

1888.

Les abcès du foie sont très rares dans notre
climat, plus rares encore sont les malades qui,
atteints de cette grave affection, viennent chercher
à Capvern un soulagement à leurs maux. Le cas
suivant (le premier, je crois, observé dans notre
station), qui fait le sujet de cette relation, démontre une fois de plus l'efficacité de nos eaux minérales et fait voir quels résultats remarquables on
peut retirer de leur usage.

Mme M... est âgée de 35 ans. Elle habite Port-Saïd (Egypte) depuis quatre ans. Jusqu'au 8 janvier 1888, sa santé a toujours été bonne. A cette époque, elle est prise de malaise général avec fièvre précédée de frissons. Deux jours après, douleur dans le côté droit. Le volume du foie augmente, devient considérable; cet organe remplit toute la fosse iliaque droite; les douleurs sont lancinantes. Un traitement vigoureux n'enraye pas la maladie. Le 28 janvier deux ponctions exploratrices sont faites à la région du foie et démontrent la présence du pus; une incision réunit les deux ouvertures et donne issue à une énorme quantité de pus. Mme M... va mieux, quand, le 19 mars, de nouvelles douleurs lancinantes reparaissent; nouvel écoulement du pus par la même ouverture, mieux sensible. Mme M..., très affaiblie, se décide à venir en France; elle s'embarque le 14 avril. Le 15, un troisième abcès se fait jour, toujours au même endroit, donnant passage à du pus en abondance. Nouvelle amélioration, mais passagère. En mai, un autre abcès, qui semblait devoir se comporter comme les précédents, s'ouvre dans les intestins.

Je vois Mme M... le 31 mai pour la première fois, la maigreur est excessive, la couleur de la peau jaune terreux, la langue est saburrale, l'appétit nul, les digestions douloureuses; un peu de lait et de bouillon sont les seuls aliments supportés. Pas de vomissements, coliques intestinales presque continuelles, douleurs dans les reins; vingt garde-robes par jour d'un liquide gluant, tantôt verdâtre, tantôt couleur chocolat. Les forces sont déprimées. La menstruation ne se fait plus. La marche est presque impossible. On peut dire que Mme M... ne se soutient que grâce à une énergie peu commune. — Au toucher, l'estomac est peu sensible, le foie déborde les fausses côtes de 5 centimètres et s'étend jusqu'au niveau de l'ombilic. La pression ne détermine cependant pas de douleur bien vive. On aperçoit au niveau des dernières fausses côtes une cicatrice ayant 5 centimètres de longueur.

Mme M... commence immédiatement son traitement hydrominéral à l'exclusion de tout autre. Sous cette influence, l'appétit renaît, les digestions se font mieux. Les selles, au début très fréquentes et contenant du pus en grande quantité, changent de caractère; le pus diminue, il est quelquefois sanguinolent. Les coliques, les maux de reins sont moindres, les forces reviennent chaque jour. Mme M... peut se promener un temps assez long sans fatigue.

Après un traitement de vingt-deux jours, ma malade se trouve bien. Il n'y a plus de pus dans les selles qui sont régulières dans leur composition et leur fréquence. L'appétit est excellent; plus de coliques, de maux de reins, à peine une douleur légère qui existe sur le côté droit quand on le presse fortement au niveau des fausses côtes. Le volume du foie est presque normal. Les règles ont reparu.

Mme M... quitte Capvern le 23 juin. Elle revient en juillet y passer quinze jours, et huit jours en août. Sa santé est excellente.

Toutes les années je reçois des nouvelles de cette dame. Quoique habitant toujours Port-Saïd, rien jusqu'à ce jour n'est venu détruire les bons effets de la cure de Capvern.

Coliques néphrétiques. — Expulsions de calculs.

1886.

M. D... a trente ans, toutes les apparences de la santé. Sa constitution est robuste. Il souffre depuis plusieurs années d'une façon intermittente et depuis deux ans presque continuellement de douleurs dans les reins. Il ne peut dormir que couché sur le dos, et si par hasard, à moitié endormi, il se tourne sur un côté, des douleurs violentes le

réveillent et l'obligent à reprendre le décubitus
dorsal. M. D... attribue cet état à la fatigue que lui
donne l'exercice de sa profession. Il vient se
soigner à Capvern et me demande des conseils.

De l'examen du malade, il résulte que la
pression sur la région du rein gauche détermine
une forte douleur. Rien de semblable à droite. Le
volume du foie est normal. Les urines, en général
claires, deviennent parfois troubles et cela surtout
dans les moments où M. D... souffre davantage.
Le malade ressent alors au bas-ventre une sensation de gêne, de pesanteur, la miction est aussi
plus fréquente, mais ces symptômes ne sont que
passagers et n'attirent pas son attention. Enfin,
M. D... m'apprend que son père a succombé à une
affection du cœur précédée de plusieurs crises
de goutte.

J'avais tout lieu de supposer que la douleur du
rein gauche devait être attribuée à la présence de
graviers ou de calculs. En conséquence, étant
donné l'état de santé de M. D... et sur ses propres
instances de ne pas avoir à le traiter en petite
maîtresse, je prescrivis un traitement hydro-
minéral très actif. Sous son influence, les douleurs
de reins s'exaspérèrent. Mon client, découragé,
vint quatre jours après me faire part de ses
alarmes. Il souffrait, me disait-il, horriblement
une demi-heure après son entrée dans le bain ; la
douleur s'apaisait après l'émission d'urine ; puis
reparaissait pour disparaître encore. M. D... parlait
de s'en aller. Je l'en dissuadai et lui fis comprendre
que si mon diagnostic était juste, il fallait s'attendre à ce résultat dont je l'avais prévenu, du
reste, et le trouver plutôt heureux que fâcheux.
Le traitement fut donc continué. Le quinzième
jour, j'étais appelé auprès de M. D...; il avait une
colique néphrétique bien caractérisée. Je calmai
les douleurs avec trois injections de chlorhydrate
de morphine. Le lendemain, le surlendemain, nouvelles coliques. Enfin, le quatrième jour, expulsion
de deux calculs, qui se présentent sous forme de

lamelles, ayant l'un quatre millim. de largeur sur six de longueur, l'autre trois millim. sur deux, l'épaisseur est de un millim. et demi. L'une des faces est lisse, l'autre hérissée de cristallisations aiguës. Tous deux sont composés d'urate et de phosphate de chaux. Il est à présumer que ces deux calculs n'en formaient primitivement qu'un seul qui s'est dédoublé dans son passage dans l'uretère.

Quoi qu'il en soit, mon diagnostic était vérifié par la présence de ces calculs. Je conseillai à M. D... de rester encore quelques jours dans notre station, ce qu'il fit volontiers. A son départ, je lui prescrivis un régime donnant une grande part à l'hygiène, et l'emploi de l'eau de Capvern durant deux mois, en attendant la nouvelle saison thermale.

M. D... est revenu me voir l'année suivante. Sa santé a été bonne. Il peut dormir indistinctement couché sur le côté gauche ou sur le côté droit. Il reprend son même traitement. Huit jours après, il rend deux calculs d'urate et de phosphate de chaux de la grosseur de deux grains de millet, et cela presque sans souffrance.

En 1888, M. D..., fidèle à Capvern, vient y passer une vingtaine de jours. Il n'a rendu durant la période de son traitement qu'une minime quantité de sables uriques excessivement fins. C'est à n'en point douter la fin de la diathèse graveleuse. J'ai revu chaque année jusqu'à ce jour M. D..., la guérison se maintient, incontestable.

Il me serait facile de citer de nombreux cas de guérison de gravelle urinaire par les eaux de Capvern. Ces observations se ressemblent toutes ou à peu près : j'ai choisi la précédente parce qu'elle démontre bien l'action efficace de Capvern dans la maladie qui nous occupe, qu'elle fait voir chaque année la diminution de la diathèse, et enfin sa disparition avec le retour à l'état normal des fonctions des reins.

Catarrhe de la vessie.

1887.

M. M... vient me consulter en août 1887. Il a déjà fait usage de bains au *Bouridé*. Il n'éprouve aucune amélioration. Son état est le suivant : anémie profonde, bouffissure de la face, fonctions digestives lentes, lassitude permanente, fatigue extrême au moindre exercice, pesanteur au bas-ventre. Soif assez vive. M. M... souffre depuis un an d'un catarrhe de la vessie avec inertie de cet organe. L'examen de la vessie ne me fournit que des signes négatifs, celui des urines y fait constater la présence de quantités considérables de muco-pus, de débris épithéliaux, de phosphate ammoniaco-magnésien. Pas de sucre, contre mon attente.

J'institue un traitement hydro-minéral pris à la *Hount-Caoudo* : boisson, bains, douches, lavages vésicaux. Sous son influence, les forces se relèvent, l'appétit augmente, les digestions sont régulières. La vessie reprend de l'énergie ; les mictions, très fréquentes au début, deviennent normales ; les urines sont claires. Après vingt-deux jours de cure, M. M... quitte Capvern complétement guéri : jusqu'à présent cette guérison s'est maintenue.

*
* *

M. C... arrive à Capvern le 17 juillet 1888, suivant les conseils qui lui ont été donnés ; il boit et se baigne à la *Hount-Caoudo*. Il est pris dans la nuit du 20 au 21 d'une hémorrhagie vésicale intense. Le 21 il vient me voir.

Ce malade est atteint depuis six mois d'un catarrhe vésical avec lithiase urique. Les mictions sont fréquentes, douleur assez vive dans la région hypogastrique, sensation de pesanteur au périnée.

État général bon relativement à l'hémorrhagie récente. Constitution sanguine. L'analyse des urines démontre la présence de muco-pus, d'acide urique en excès et de sang.

Je suspends le traitement commencé à la *Hount-Caoudo* et le remplace par la boisson et les bains frais pris au *Bouridé* avec beaucoup de ménagements au début : M. C... n'a eu qu'à se louer de cette médication. Tous les symptômes fâcheux se sont amendés d'abord. L'hémorrhagie a complètement disparu. Les urines sont claires, les mictions régularisées, plus de douleurs. La cure a duré dix-huit jours.

**
**

Les deux observations que je viens de relater avec intention, à la suite l'une de l'autre, sont intéressantes à ce point de vue, que les deux affections qui en font le sujet, affections à peu près identiques, ont exigé un traitement tout à fait opposé. Elles présentent également cette particularité qu'au début une médication mal dirigée a produit, dans le premier cas, un résultat nul, dans le deuxième un accident grave. Les effets de nos deux sources y apparaissent bien nets, bien caractérisés.

De ces deux faits brièvement exposés découlent les conclusions suivantes :

1° Les eaux de Capvern, comme le prétendent à tort beaucoup de gens, ne sont nullement inoffensives puisque, comme on l'a vu dans la deuxième observation ci-dessus, elles ont déterminé une hémorrhagie intense ;

2° Suivre les conseils de personnes peu ou point compétentes, c'est s'exposer à des insuccès, à des accidents sérieux ;

3° Enfin de ce que l'eau d'une de nos sources aura fait merveille dans une certaine affection, il ne faut pas en déduire que fatalement il en sera de même pour une autre similaire. Dans l'application d'une médication hydro-minérale ou autre, on ne doit pas se borner à envisager la maladie sous un seul aspect, à en étudier la nature, les éléments morbides, son développement, il faut encore et surtout tenir compte de la constitution intime du malade, de son état général, de ses aptitudes, de ses prédispositions.

Pyélite due à des calculs rénaux.

1889-1890.

Mlle X..., âgée de 48 ans, a été lithotritiée en octobre dernier (1888). Depuis elle a continué à évacuer dans des urines, en grande quantité, une matière épaisse, glaireuse, avec beaucoup de phosphate de chaux. Un traitement très long, dirigé par un praticien distingué, de Toulouse, n'a amené aucun résultat notable dans l'état de cette malade.

Mlle X... vient à Capvern le 1er août, son état est le suivant :

Affaiblissement des forces, appétit presque nul, douleurs sourdes dans la région des reins, besoins fréquents d'uriner. Rien d'anormal dans la vessie. Les urines contiennent un dépôt considérable d'une matière amorphe, glaireuse, filante, dont la quantité est à peu près le 1/8 de celle des urines. Beaucoup de phosphate de chaux. Il y a là certainement comme affection une pyélite due à la présence de calculs rénaux.

Le traitement institué consiste, au début, en bains, et boisson à la *Hount-Caoudo*. L'eau étant tolérée, la dose en est augmentée graduellement jusqu'à 12 et 14 verres. Sous cette influence, les urines deviennent plus claires, le dépôt moins abondant. Le huitième jour, évacuation d'une quantité de calculs de phosphate de chaux, au moins une quarantaine dont le plus gros atteint la grosseur d'une lentille. Dès ce moment, des douches viennent compléter le traitement balnéaire.

Après une cure de 20 jours, Mlle X... a rendu de nouveaux calculs. Les urines de la journée sont claires, il n'y a pas le moindre dépôt, celles de la nuit en contiennent un, mais excessivement léger. L'état général est excellent. Les douleurs des reins, les fréquentes envies d'uriner ont disparu, l'appétit est bon. Mlle X... quitte Capvern heureuse du résultat acquis, d'autant plus qu'elle n'avait plus espoir d'être soulagée.

Je ne crois pas toutefois que cette guérison soit radicale, mais j'ai la conviction qu'une ou deux saisons de Capvern viendront à bout de cette diathèse graveleuse.

J'ai revu Mlle X... à Capvern, en août 1890. L'amélioration obtenue a persisté franche et indiscutable pendant plusieurs mois. Ce n'est qu'en mai dernier que les douleurs des reins ont commencé à reparaître, ainsi qu'un léger trouble dans les urines. Il y a loin de l'état actuel 1890, à celui que présentait cette malade il y a un an. Le même traitement est repris, suivi très rapidement des mêmes bons effets. Quelques calculs ont été éliminés. J'ai conseillé à Mlle X... de revenir encore au moins une saison a Capvern.

Catarrhe vésical lié à une myélite subaiguë.

1889.

On pouvait voir à Capvern-les-Bains, au mois de juillet 1886, un malade se rendre au Grand-Etablissement, traîné dans une petite voiture. Quelques jours après, la petite voiture était mise de côté, le malade marchait, appuyé sur deux béquilles. Un peu plus tard, les béquilles étaient supprimées et remplacées par une canne. Cette cure eut un certain retentissement dans notre station. Elle étonna par son résultat inespéré et par son extrême rapidité.

Je fus moi-même surpris, je l'avoue, de cette guérison inattendue, et résolus, avant d'en relater l'observation, d'attendre un temps suffisant qui me permit de m'assurer de sa réalité. Il y a trois ans aujourd'hui que ce fait s'est passé. L'amélioration acquise ne s'est pas démentie. La santé de mon ancien malade est parfaite, je suis bien convaincu : aussi vais-je tracer à grands traits l'historique de ce cas.

M. C... a 61 ans : il habite Toulouse. En novembre 1885, il est brusquement atteint de difficulté d'uriner, la miction est fréquente, douloureuse, sensation de pesanteur, de gêne au périnée et à l'hypogastre. L'urine est sale, trouble, au dire du malade et probablement chargée de mucosités, de pus. Perte de sommeil, d'appétit. Un traitement approprié sur lequel il est inutile d'insister, est suivi sans amélioration. Il est à noter que, quelque temps avant les atteintes de cette affection, M. C... accusait une sensation de lassitude, d'engourdissement des membres inférieurs. Il avait également éprouvé des douleurs sourdes vers la partie inférieure de la colonne vertébrale. Insensiblement ces derniers phénomènes augmentèrent d'intensité, les jambes refusèrent tout service, et en février 1886, M. C... était obligé de garder le lit.

Cet état continue jusqu'en juillet, époque à laquelle M. C... se décide à venir à Capvern et y arrive le 17 du même mois. On lui avait recommandé de se baigner et de boire beaucoup. Il se conforme à ces recommandations. se baigne et boit beaucoup et le jour et la nuit. Cependant il ne va pas mieux, bien au contraire.

C'est le 23 juillet que je suis appelé. Je trouve M. C... étendu sur un fauteuil. Le facies est anxieux, la parole facile, l'intelligence nette. Les fonctions digestives sont lentes. l'appétit nul ; il y a constipation. Les membres inférieurs sont presque complètement inertes ; le malade n'accuse aucune souffrance dans ces parties qui ne présentent du reste aucune rougeur, aucune tuméfaction. La marche est impossible. La miction très fréquente, peu douloureuse cependant, rend le sommeil pénible. Les urines sont muco-purulentes.

La pression sur la partie inférieure de la colonne vertébrale détermine sur quelques points une douleur obtuse. La palpation de l'abdomen me démontre la plénitude de la vessie, qui du reste ne se vide que très incomplètement.

J'étais en présence d'un malade affligé de deux affections liées intimement l'une à l'autre. Catarrhe de la vessie, myélite subaiguë. Laquelle des deux maladies avait précédé l'autre ? Il m'était permis, d'après les renseignements acquis, de considérer l'inflammation médullaire comme primitive, et, cela étant, de déduire que si elle n'avait pas été la cause directe de l'inflammation de la vessie, elle avait du moins contribué à la développer en frappant cet organe d'inertie et en favorisant ainsi la stagnation des urines. Partant de cette idée et ne pouvant sonder M. C..., qui s'y opposait formellement, je négligeai momentanément l'affection vésicale ; mon traitement fut dirigé contre la myélite. Il était certain que si j'obtenais une amélioration à celle-ci, je devais en obtenir à celle-là. Le tissu médullaire, reprenant sa vitalité, la vessie récupérait son énergie, pouvait se vider et, par ce fait, une des causes de son état morbide, la stagnation des urines, disparaissait.

Je commençai par supprimer complètement la boisson dont l'abus n'avait été que nuisible à M. C... en augmentant, par la présence d'une grande quantité de liquide dans la vessie la fréquence de la miction et par cela seul empêchant le sommeil. Je ne parle pas de la distension de la vessie, de la fatigue du malade... Je prescrivis journellement des douches générales, locales, ascendantes, dont j'accrus progressivement la force en même temps que j'en abaissai la température.

Je n'eus qu'à me louer de ce traitement. Sous son influence, les membres inférieurs reprirent de la force. La vessie put se contracter, se vider. J'ordonnai alors l'eau de la *Hount-Caoudo* en boisson.

M. C... passa 18 jours à Capvern, après lesquels il le quitta, comme je l'ai dit plus haut, pouvant marcher avec le simple secours d'une canne et complètement guéri de son affection de la vessie.

M. C... est revenu dans notre station l'année dernière et cette année. Sa santé se maintient toujours bonne.

Diabète sucré.

1889.

Les propriétés de l'eau de Capvern dans la cure du diabète sucré, n'ont été mises en évidence que depuis peu de temps. Dans son *Etude sur les Eaux minérales de Capvern*, publiée en 1868, le docteur Montagnan garde le silence sur cette affection. Avant lui, le docteur Tailhade n'en avait point parlé. C'est au docteur Corties que sont dues les deux premières observations relatant les heureux effets de l'emploi de l'eau minérale de notre station chez les glycosuriques. En 1871, le docteur Ticier, dans son ouvrage, *Capvern, ses Eaux minérales*, dit quelques mots sur cette action, sans toutefois fournir aucun renseignement bien sérieux ; mais l'éveil est donné. Des malades atteints de diabète viennent boire à la *Hount-Caoudo* ; ils y trouvent une amélioration à leur santé. Les faits se multiplient et, actuellement, l'efficacité de l'eau de Capvern chez les diabétiques est reconnue et attestée par de nombreuses observations.

Si l'on veut se rappeler que cette eau est reconstituante au premier degré et qu'elle produit une excitation réelle sur le système nerveux, on comprendra facilement que par suite de cette double qualité elle ne peut qu'être très favorable aux glycosuriques. Sous son action, une activité plus grande est imprimée à tout l'organisme, chaque fonction se régularise, l'équilibre nécessaire à la santé se rétablit. A ces heureux effets produits par le traitement hydro-minéral, il faut ajouter ceux qui sont dus à l'influence du climat, à la pureté de l'air et à la configuration particulière du sol qui force le malade à déployer dans la marche une certaine somme d'efforts musculaires, obligé qu'il est, pour les moindres promenades, de toujours gravir ou de descendre des pentes assez fortes.

Parmi les nombreux cas de guérison de diabète procurés par l'eau de Capvern, je citerai le fait suivant qui prouve non-seulement l'utilité de l'eau de la *Hount-Caoudo* dans la glycosurie, mais établit entre cette dernière source et Vichy une comparaison toute à l'avantage de notre station.

*
* *

M. D..., âgé de 40 ans, est grand chasseur, par suite grand marcheur. Il y a six ans, il sent ses forces diminuer. La soif devient excessive, les urines sont très abondantes. Cependant l'appétit, loin d'être atténué, est augmenté. En dépit d'une alimentation très substantielle, M. D... s'affaiblit de jour en jour. Il s'inquiète, consulte son médecin qui constate que les urines contiennent une forte proportion de sucre, 72 parties sur 1,000. Il va à Vichy. Son état est légèrement modifié par l'emploi de ces eaux. Cependant l'amélioration n'est que de courte durée. M. D... revient consécutivement deux années à Vichy; mêmes effets, mieux sensible mais passager. Enfin, découragé, il arrive à Capvern en juillet 1886 et se confie à mes soins.

J'institue le traitement hydrominéral. Huit jours après M. D... n'est plus reconnaissable; lui, qui à son arrivée à Capvern était littéralement affaissé, brisé après avoir parcouru une distance de 300 mètres, il fait facilement des courses de 3 à 4 kilomètres. La soif a singulièrement diminué ainsi que la polyurie et la quantité de sucre. La face, qui était bouffie, a perdu ce caractère ; autrefois pâle, exsangue, elle commence à se colorer.

M. D... quitte Capvern après y avoir passé vingt jours. Il a repris ses anciennes habitudes et fait journellement sans fatigue des promenades de 12 à 14 kilomètres. La quantité de sucre dans les urines n'est plus que de 20 pour 1,000. C'est encore beaucoup, mais je dois faire observer que dans son alimentation, M. D... ne s'est astreint à aucun régime ; sans faire abus de féculents, de mets et et de boissons sucrés, il ne s'en est point privé d'une manière absolue. L'état général est excellent du reste, et tout fait supposer qu'avec un régime alimentaire bien suivi, le sucre aurait diminué d'une quantité plus considérable.

M. D... est revenu l'année suivante à Capvern. L'amélioration qu'il y avait acquise s'est maintenue. Après sa cure, les urines ne contiennent plus que 12 grammes de sucre pour 1,000. — En 1888 au début de la saison, M. D... a voulu essayer encore de Vichy, mais n'ayant obtenu de cette cure aucun résultat satisfaisant, il s'est hâté de revenir boire à notre fontaine, où il est sûr de retrouver chaque année force et santé.

Goutte.

Goutte et gravelle urique sont deux affections d'origine similaire. Dans la gravelle, l'acide urique se localisant dans les reins, y détermine par sa présence de l'inflammation et, plus tard, par son cheminement dans les uretères, donne naissance à ces atroces douleurs des coliques néphrétiques. Dans la diathèse goutteuse, c'est encore l'acide urique qui se trouve dans le sang, soit à l'état libre, soit à l'état d'urate, et, se déposant dans les petites articulations, devient la cause de l'inflammation goutteuse.

L'expulsion des sels uratiques étant déterminée par les eaux de Capvern, celles-ci sont bien nettement indiquées dans la diathèse goutteuse. Toutefois, il faut les manier avec prudence, de peur de voir, sous l'influence de l'excitation produite par ces eaux, se réveiller quelque accès aigu.

M. R... a 40 ans. Il mène une vie sédentaire. Depuis plusieurs années il est tracassé par la goutte qui se fixe dans les membres inférieurs tantôt dans l'un, tantôt dans l'autre. Il est souvent obligé de rester pendant des semaines étendu sur sa chaise longue. Il a été deux années à Vichy, et n'en a retiré aucun bon effet bien marqué.

· Il vient à Capvern en juillet 1887. Il marche péniblement. Les articulations des pieds sont tuméfiées, douloureuses ; on y peut constater la présence de concrétions calcaires. M. R... est également dyspeptique ; l'appétit est presque nul, les digestions mauvaises.

Pendant le traitement, qui consiste en boisson, bains, douches et massage, M. R... a rendu des quantités très notables d'acide urique. L'appétit s'est réveillé, les digestions sont bonnes ; la tuméfaction des articulations a disparu, les tophus semblent avoir diminué ; la marche est devenue possible, sans souffrance. Après 25 jours de traitement, M. R... quitte Capvern, son état est sans nul doute amélioré.

L'année suivante, M. R... revient à Capvern ; il n'a eu qu'une très légère attaque de goutte. Il a bu chez lui de l'eau de Capvern. Les extrémités inférieures n'offrent plus de gonflement ; à peine sent-on quelques nodus. Même traitement.

M. R... rend encore un peu d'acide urique dans ses urines. Il se considère comme guéri. Suivant mes conseils, il est revenu en 1889 ; il était en parfaite santé.

Je n'ai point parlé d'une manière spéciale de l'action tonique, reconstituante de l'eau de la *Hount-Caoudo* dans la chlorose, l'anémie, la dysménorrhée, l'aménorrhée chez les jeunes filles, non plus que de l'action sédative si remarquable de l'eau du *Bouridé* dans certains cas de névrose. Dans un recueil prochain je publierai quelques observations qui mettent ces propriétés hors de doute.

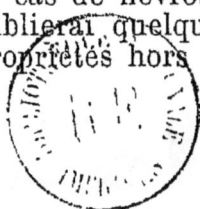

www.ingramcontent.com/pod-product-compliance
Lightning Source LLC
Chambersburg PA
CBHW060501210326
41520CB00015B/4052